AF346356

ÉLÉMENTS
D'HYGIÈNE DE LA BOUCHE

PAR

E. ANDRIEU

DOCTEUR EN MÉDECINE DE LA FACULTÉ DE PARIS,
Chirurgien-Dentiste des hôpitaux,
(Enfants assistés et Maternité),
CHEVALIER DE PLUSIEURS ORDRES.

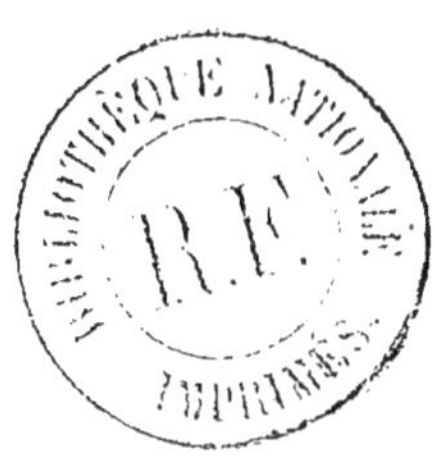

«An ounce of prevention is better than a pound of cure.»

(Prov. angl.)

Une once de préservation vaut mieux qu'une livre de traitement.

PARIS

ALEXANDRE COCCOZ, LIBRAIRE-ÉDITEUR

30 ET 32, RUE DE L'ÉCOLE-DE-MÉDECINE

1871

DU MÊME AUTEUR

Du traitement de la diarrhée des enfants pendant la première dentition, par le régime lacté et spécialement par la pulpe de viande crue. Thèse In-4° 1859.

Sur un nouveau système de dentiers a base amovible et plastique, Mém. à l'Académie de médecine, en collaborarion avec le Dr Delabarre, 1863.

Conseils aux parents sur la manière de diriger la seconde dentition de leurs enfants ; 1865, in-8°.

Quelques vérités sur la manière actuelle de remplacer les dents. In-8 . 1866.

Le bon sens en prothèse dentaire. In-8, 2e édition, 1866.

Sur l'emploi raisonné du caoutchouc volcanisé ou volcanite comme monture des dents artificielles. In-8°, 1867.

Du cure-dent et de ses inconvéniens. Broch. in-8. 1869.

Traité complet de Stomatologie, comprenant l'anatomie, la physiologie, la pathologie, la thérapeutique, l'hygiène et la prothèse de *la bouche,* divisé en quatre parties. In-8, 1868. *En vente la première partie.*

Tous ces ouvrages se trouvent à la Librairie de A. Coccoz,
rue de l'École-de-Médecine, 30 et 32.

SOUS PRESSE

La deuxième partie du Traité de Stomatologie , comprenant : *la Pathologie* et *la Thérapeutique buccales,* moins celles *des Gencives* et *des Dents* (contenues dans la troisième partie).

AVANT-PROPOS

La publication de ce livre a pour but de vulgariser les règles les plus élémentaires de l'*hygiène de la bouche*.

Bien qu'il contienne bon nombre de conseils qui, transmis à propos par la parole et avec l'autorité du médecin de famille, ne pourraient avoir qu'une influence salutaire, il n'est cependant pas destiné aux docteurs.

En France, on a coutume de ne consulter le médecin que lorsque le mal a déjà commencé ses ravages, souvent même alors qu'il n'est plus temps d'y remédier ; de sorte que le praticien se voit par cela même obligé de ne s'occuper que de thérapeutique, c'est-à-dire du traitement des maladies, et de négliger l'hygiène, c'est-à-dire le moyen de les prévenir.

Et cependant il ne devrait point en être ainsi ; car, ainsi que le dit un vieux proverbe anglais, aussi vrai que trivial : « *An « ounce of prevention is better than a pound of cure* » : une once de préservation vaut mieux qu'une livre de traitement.

Tant que dure la maladie, on suit avec exactitude les prescriptions exigées par le traitement ; mais, dès que la convalescence arrive, dès que le médecin se relâche de sa sévérité et cesse ses visites, alors adieu les conseils de la prudence ; on est fatigué des ordonnances du « guérisseur. » D'ailleurs on connaît bien soi-même « son tempérament..... » On revient donc rapidement à sa première manière de vivre ou bien on s'en arrange une nouvelle à son goût ; on se trace sa petite hygiène... à soi..., bien douce, bien facile, excentrique ou bizarre quelquefois, presque toujours dangereuse..... ; mais l'on croit ainsi se prémunir contre le retour du mal.

Triste erreur ! car, si l'on voulait y réfléchir un tant soit peu, on s'apercevrait bientôt que les conseils d'un praticien instruit et consciencieux sont tout aussi utiles, et à coup sûr plus efficaces, lorsqu'il s'agit d'hygiène que lorsqu'il s'agit de thérapeutique.

Mais, puisque ce n'est pas ainsi que l'on a l'habitude d'envisager les choses, puisque dans l'état actuel de nos mœurs chacun veut absolument, du moins pour ce qui tient à l'hygiène, être son propre médecin, nous croyons qu'il est du devoir des hommes qui se dévouent aux soins de leurs semblables d'essayer de remédier, dans une certaine mesure, aux dangers de cette manière d'agir, en répandant dans le public et en mettant à sa portée *les éléments indispensables de l'hygiène*.

Telle est la pensée qui nous a dirigé dans la rédaction de ce travail sur l'hygiène de la bouche.

Notre expérience, déjà longue dans la spécialité médicale que nous pratiquons, nous a démontré que la santé de la bouche dépend en grande partie des soins hygiéniques que l'on prend de cette cavité. Nous ne cessons de le dire et redire à toutes les personnes qui viennent nous consulter ; nous avons coutume de leur indiquer à cet égard certaines règles qu'elles doivent suivre avec la plus scrupuleuse exactitude. Nous sommes même très-sévère sur ce point ; mais nous croyons que nous sommes dans la bonne voie en agissant ainsi, car ceux de nos clients qui ont bien voulu suivre ces règles s'en sont toujours parfaitement trouvés.

Nous avons donc la plus grande confiance dans les effets salutaires que leur vulgarisation peut avoir, et nous recommandons la lecture de ces *éléments d'hygiène de la bouche* non-seulement à nos clients, qui y retrouveront avec intérêt les conseils que nous leur avons si souvent donnés, mais encore *à tous ceux qui ont quelque souci des soins de leur personne*.

Mai 1871.

ÉLÉMENTS
D'HYGIÈNE DE LA BOUCHE

Généralités.

Les règles de l'hygiène de la bouche sont mal connues, même de ceux qui croient prendre des soins convenables de leur personne.

Les uns font trop, d'autres pas assez; quelques-uns même prétendent qu'il est pernicieux de se nettoyer les dents. Ces derniers ont toujours à l'appui de leur dire l'exemple d'un ami ou d'un parent qui, à l'âge de quatre-vingts ans, est encore pourvu de toutes ses dents belles et bonnes, et ne doit ce précieux avantage qu'au peu de soins qu'il en a pris (1).

Heureusement ceux qui tiennent ce langage sont aujourd'hui peu nombreux, et nous devons ajouter que la nécessité des soins hygiéniques de la bouche est acceptée aussi bien par les médecins que par la majeure partie des gens du monde.

Cependant, si le principe est admis comme vrai, son application, il faut en convenir, n'est certainement pas très-répandue encore ou pèche par quelque point, car sans cela nous verrions moins de mauvaises dents chez les personnes qui viennent nous consulter pour la première fois.

A quoi cela tient-il? Peut-être à ce que les règles de l'hygiène de la bouche, connues seulement des médecins que l'on ne consulte

(1) Il suffit de dire pour réfuter cette opinion :

1° Que les personnes qui parlent ainsi n'ont pas visité la bouche des heureux en question, et que par conséquent elles ne connaissent pas l'exacte vérité ;

2° Qu'alors même que le fait serait vrai, il ne prouverait rien, attendu que, si l'on rencontre parfois certains individus assez privilégiés de la nature pour que leur santé de fer résiste quand même à l'action destructive des privations, de la mauvaise alimentation ou des excès de toute espèce, il en est d'autres (et c'est là le lot de la plus grande partie de l'humanité) qui voient leur constitution s'appauvrir et se détériorer sous l'influence de la moindre négligence des règles de l'hygiène.

presque jamais sous ce rapport, n'ont pas été mises à la portée du public. Cela, d'ailleurs n'est-il pas démontré par cette question que l'on nous adresse si souvent, alors que, faisant le premier examen d'une bouche, nous manifestons notre étonnement de voir les dents mal nettoyées ou altérées, les gencives molles et malades par suite de soins négligés ou mal entendus : « Mais, docteur, je me soigne cependant...... que faut-il donc que je fasse? »

Peu de chose, en vérité, avons-nous coutume de répondre : les soins de la bouche peuvent se réduire aux trois indications suivantes :

« 1º Se faire minutieusement visiter les dents de temps en temps par un praticien compétent et consciencieux ;

« 2º Eviter le séjour dans la bouche de certaines substances nuisibles, ainsi que l'abus de certains aliments ;

3º S'entretenir la bouche dans un état de propreté parfaite. »

Certes, ces trois indications sont au premier abord assez simples, assez précises pour qu'il ne semble pas nécessaire de les développer pour en faire comprendre la signification. Cependant, notre expérience nous a maintes fois démontré qu'elles ont besoin de commentaires, qu'il faut les expliquer à satiété, les sasser et resasser devant le client pour qu'elles soient bien saisies et convenablement suivies.

Nous allons donc nous efforcer de les développer ici d'une manière essentiellement pratique, en ayant soin de laisser de côté ou d'abréger tout ce qui est du domaine de la théorie médicale.

Pour cela, nous diviserons notre sujet en trois parties qui auront pour objet :

La première : Diverses considérations relatives à l'examen de la bouche.

La deuxième : Les substances et aliments nuisibles à la bouche.

La troisième : L'entretien hygiénique journalier de la bouche.

PREMIÈRE PARTIE

Considérations relatives à l'examen de la bouche.

On attache, en général, trop peu d'importance à l'examen de la bouche, et cependant c'est bien souvent de la manière dont il est fait que dépend la conservation ou la destruction de la santé de cette partie de notre corps. C'est une opération, quoi qu'en disent les dentistes, soi-disant habiles, qui la font en quelques minutes, fort longue, fort minutieuse à exécuter, et qui demande de la part de celui qui en est chargé, beaucoup de *sagacité*, d'*instruction* et de *conscience*.

Si notre art n'était pratiqué que par des médecins spécialistes honorables, on serait rarement embarrassé pour faire faire cet examen, mais il n'en est pas ainsi. Aucune branche de la médecine n'a été autant que la nôtre exploitée par les ignorants audacieux et bien faible est le nombre des personnes qui, lorsqu'elles se présentent pour la première fois chez un dentiste, savent à quelle espèce de praticien elles vont avoir affaire.

Nous nous sommes déjà plusieurs fois, il y a quelques années, occupé de cette question (1); aujourd'hui, avec l'autorité qu'une longue expérience nous donne, nous y revenons de nouveau, bien persuadé que c'est la seule bonne manière d'empêcher ceux qui nous

(1) 1864. Lettre au doyen de la Faculté de médecine (sur l'exercice de l'art du dentiste).

1865. Mémoire au ministre de l'instruction publique (même sujet).

1865. Conseils aux parents sur la manière de diriger la seconde dentition de leurs enfants. (In-8; A. Coccoz, libraire-éditeur.)

1866. Le Bon Sens en prothèse dentaire, ou quelques vérités sur la manière actuelle de remplacer les dents. (In-8°; A. Coccoz, libraire-éditeur.)

1867. Pétition au Sénat. Rapport de M. de Goulhot de Saint-Germain, du 23 novembre 1867.

liront d'être victimes du charlatanisme qui déshonore notre profession.

Il y a actuellement trois manières de devenir dentiste, manières qui correspondent à trois degrés parfaitement distincts pour les initiés de la profession, mais qui n'en forment qu'un seul aux yeux des gens du monde sous la dénomination de *dentiste*.

Ces trois degrés sont :

1° Le mécanicien dentiste ;

2° Le médecin ou chirurgien dentiste ;

3° Le docteur dentiste.

Ils représentent d'une manière très-exacte les trois modes suivants d'exercice de la médecine générale :

1° Le rebouteur, l'herboriste, etc. ;

2° L'officier de santé (ordinairement désigné sous le nom de *médecin*) ;

3° Le docteur médecin.

Le mécanicien dentiste (*Mⁿ dentiste*), au point de vue des soins de la bouche et des applications de la prothèse dentaire, est tout aussi ignorant que le rebouteur ou l'herboriste au point de vue de la chirurgie ou de la médecine générales. Il est comme eux indigne de la confiance du public (1).

Le médecin dentiste est le plus souvent comme l'officier de santé,

(1) Dans ce premier cas (mécanicien dentiste), un ouvrier coutelier, serrurier, chaudronnier, chapelier, et le plus souvent bijoutier, n'est pas satisfait du salaire que lui donne son état. Il a entendu parler de la profession de dentiste comme d'un état lucratif et qui n'exige de par la loi aucune étude préalable; d'ailleurs il connaît quelques-uns de ses camarades qui se sont faits dentistes et qui réussissent très-bien. Pourquoi ne se ferait-il pas, lui aussi, dentiste?

Imbu de cette idée, il entre comme apprenti dans l'atelier d'un dentiste ; il y travaille quelques mois, et finit par y puiser les premières notions de la fabrication des pièces artificielles. Dans ses moments de loisir, il arrache quelques dents à de malheureux domestiques ou ouvriers à qui il fait croire qu'il tient le cabinet de son patron, et un beau jour il s'établit à son compte, c'est-à-dire qu'il pend à sa porte un écriteau énorme avec cette suscription en grosses lettres :

***, Mr DENTISTE, Élève de M. ***.

Il a un cabinet, un fauteuil, quelques instruments, et paye d'audace. Qu'il opère bien, qu'il opère mal, peu importe!... Pourvu qu'il soit un peu hâbleur, qu'il fasse des annonces ou qu'il sème des milliers de prospectus, il trouve toujours des crédules à estropier, et se fait parfois une assez nombreuse clientèle de passage... Tant pis pour ceux qui s'y laissent prendre.

assez instruit pour mettre ses clients à l'abri des accidents; il acquiert même parfois une habileté relative suffisante pour faire un dentiste convenable ; mais ses études sont plus ou moins bornées et dans cette hiérarchie que nous avons indiquée, il reste forcément au-dessous du docteur dentiste, c'est-à-dire du docteur en médecine qui fait sa spécialité des maladies de la bouche et des dents (1).

Nous ajoutons que le docteur dentiste seul devrait avoir le droit d'exercer la médecine et la chirurgie dentaires.

Lui seul, en effet, déjà habitué à des opérations chirurgicales minutieuses par sa pratique antérieure, peut avoir la main assez légère, assez accoutumée à être en contact avec des parties parfois très-susceptibles, pour faire délicatement toutes les opérations que l'on pratique dans la bouche ; lui seul sait maintenir doucement, adroite ment les lèvres pendant qu'il opère dans la cavité buccale, sait les préserver, sans les fatiguer des atteintes de la lime ou des piqûres et écorchures produites par d'autres instruments ; lui seul en un mot est apte à opérer sur des organes vivants (2).

(1) Dans ce second cas (médecin dentiste), un jeune homme entre comme apprenti mécanicien dans l'atelier d'un dentiste connu. Il sort des bancs de l'école communale et se destine à être dentiste. Il s'initie peu à peu aux secrets de la prothèse mécanique ; il devient adroit dans l'art de fabriquer les pièces de fausses dents, et, après avoir passé par les divers degrés d'habileté de son atelier, devient, d'apprenti, mécanicien ; de mécanicien, chef d'atelier. Alors, s'il se contente de cette position lucrative, du reste, puisque souvent elle comporte les appointements d'un chef de bureau dans un ministère, il reste simplement mécanicien dentiste ; si, au contraire, il a le désir d'arriver plus haut, alors il s'instruit dans ses moments de loisir. Il suit les cours de l'École de médecine, la Clinique des hôpitaux, s'exerce aux opérations que l'on pratique dans la bouche, et, après plusieurs années d'études, finit par se faire recevoir officier de santé. C'est seulement alors qu'il a obtenu ce diplôme qu'il peut mettre sur sa porte : médecin dentiste.

Il sait ce que c'est que la bouche ; il a des notions anatomiques suffisantes ; il est initié à la pathologie médicale et chirurgicale, et bien qu'en général il ne soit pas de première force sur l'art médical, il en sait cependant assez pour mettre ses clients l'abri des accidents ; il n'est pas, en un mot, indigne de leur confiance. C'est d'ailleurs ainsi que se forment actuellement la plupart des dentistes.

(2) Dans ce troisième cas (docteur dentiste), un élève en médecine qui a fait toutes ses classes, qui est bachelier ès-lettres, bachelier ès-sciences, suit les cours de l'École et passe ses examens, jusqu'à ce qu'il soit reçu docteur, absolument comme s'il devait exercer la médecine générale. Mais ses goûts, ses aptitudes le portent plus particulièrement vers une spécialité, celle des maladies de la bouche, par exemple. Alors il se livre plus minutieusement à cette étude. Il s'exerce, dans les hôpitaux, à toutes les opérations chirurgicales qu'il devra pratiquer dans sa clientèle ; il entre non plus comme apprenti mais comme élève dans l'atelier d'un docteur dentiste qui

Et qu'on ne nous accuse pas d'exagérer ! Il n'est pas de jour où l'on ne nous dise, en parlant de tel ou tel dentiste en vogue : « Il est brutal....., il a la main lourde....., il vous écorche les lèvres, les joues....., etc.» Comment d'ailleurs pourrait-il en être autrement ? Comment l'homme qui n'a jamais travaillé qu'à l'atelier, à la cheville, comme on dit vulgairement, qui se sert continuellement d'un énorme et lourd marteau pour estamper des plaques d'or ou de platine, qui creuse l'hippopotame à coups d'échoppe, l'homme enfin qui dans son travail a toujours pour point d'appui un modèle en plâtre, en zinc ou en bronze et un établi en chêne, comment pourrait-il conserver cette souplesse, cette délicatesse de main que le client sait si bien apprécier et que parfois il recherche avant tout.

Il est vrai que le mécanicien devenu médecin dentiste arrive quelquefois à opérer convenablement, mais ce n'est qu'après une longue pratique, après de longs essais sur de pauvres patients qu'il met à l'épreuve, et encore est-il toujours facile de distinguer sa manière de faire de celle du docteur dentiste.

Quant à celui qui est simplement mécanicien, il ne devrait pour ainsi dire jamais sortir de l'atelier. Il manque souvent de l'instruction première que l'on exige de tout homme qui tient une certaine position sociale, et par cela même, se trouve bien plus à l'aise au milieu de ses camarades qu'en face du client. Restant dans sa sphère, il peut devenir un mécanicien de premier ordre, tandis qu'il ne deviendra le plus souvent qu'un piètre opérateur.

Son rôle, quoique subordonné à celui du docteur, n'en a pas moins son importance, puisque la perfection de son travail vient aider à la perfection des appareils combinés par le chirurgien.

Tous les dentistes les plus éminents ont eu le diplôme de docteur. Toirac, Delabarre, Oudet, etc., ont eu ce grade, et si tous de nos

---

lui enseigne tous les secrets de son art et qui en un an lui en apprend plus qu'il n'aurait pu en apprendre en dix ans, livré à ses propres ressources, s'il avait suivi la filière de l'atelier. Il s'habitue ainsi à mettre la main à la pâte et à pouvoir faire au besoin tout ce qui comporte la partie mécanique de son art. D'ailleurs, comme il est instruit, qu'il a appris dans ses études antérieures plus de physique et de chimie qu'il n'en faut pour être dentiste ; comme il sait se servir de ses doigts, puisqu'en chirurgie générale il a fait des opérations plus difficiles et plus délicates que la plupart de celles que l'on pratique dans la bouche, il est bientôt au courant de tout ce qu'il doit savoir pour tenir un cabinet et diriger un atelier de dentiste. Il finit par s'établir lui-même docteur dentiste. Il devient médecin spécialiste des maladies de la bouche, absolument comme on devient médecin des maladies des yeux, oculiste, etc.

jours étaient forcés de l'avoir, on verrait bientôt notre profession, réhabilitée, garder parmi les meilleures spécialités médicales la place qu'elle aurait toujours dû avoir.

Nous ne dirons ici que quelques mots des dentistes étrangers, qui viennent s'établir en France et surtout à Paris, sous le nom de dentistes anglais ou américains (1).

(1) Nous croyons devoir, à ce propos, citer quelques passages d'un article que le Dr Delabarre fils a inséré dans l'*Abeille*, journal des dentistes (n° du 20 février 1863) sous ce titre : « *Dentistes français et dentistes étrangers.* »

. .... Il y a quelques années et tout à coup, un assez grand bruit se fit en France autour de certains noms de dentistes étrangers. Que s'était-il donc passé ? Avions-nous dégénéré ? Nous étions-nous laissés déborder ? Non, grâce au ciel, nous n'avions rien à envier à personne !

...... Ce bruit, résultat d'une erreur très-palpable, a tout l'attrait d'un petit fait historique. Il présente, je crois, quelque intérêt, et je demande la permission de le consigner ici.

Le roi Charles X étant parti de France, l'emploi de chirurgien dentiste du roi fut offert à M. Delabarre père sous le roi Louis-Philippe. Le Dr Delabarre, fort attaché à la branche aînée dont il possédait l'estime et la confiance depuis un grand nombre d'années, n'accepta pas cette nouvelle position. Tous les dentistes français de l'époque regardant la place comme appartenant de droit à M. Delabarre, s'abstinrent de faire aucune démarche pour l'obtenir. Un dentiste américain fut présenté et agréé à la nouvelle Cour, et lorsque Napoléon III arriva au pouvoir, il regarda cette place occupée antérieurement par ce dentiste comme un droit acquis et ne jugea pas à propos de rien changer à cette situation. Plus tard, ce dentiste américain cédant sa clientèle à un autre dentiste de sa nation présenta son successeur à l'empereur et le fit agréer.

Nous osons croire que si l'empereur eût pu prévoir combien il nuirait à l'industrie des dentistes français, en attachant à sa personne des dentistes étrangers, ce qui ne s'était jamais fait sous aucun de nos souverains jusqu'à Louis-Philippe, il s'en fût bien gardé, car voici les conséquences qui en sont résultées.

Les Américains prompts à profiter en toutes choses des circonstances qui peuvent leur être favorables et à les exploiter, se sont bientôt posés comme les premiers dentistes du monde. Ils avaient créé une petite école dans laquelle ils se donnaient eux-mêmes des titres de docteurs dentistes. Ils ont alors usé et abusé de la publicité. Ils ont créé de petits journaux, de petites brochures, qu'ils ont lancés avec profusion dans le public, ne parlant que d'eux et de leurs talents exclusifs, puisant à pleines mains dans nos meilleurs ouvrages, s'attribuant toutes les découvertes anciennes et modernes, dénigrant sans honte tous leurs confrères des autres nations.

Cette tactique eut un succès tel que nous ne tardâmes pas à voir un de nos confrères français, encore peu connu en France, s'intituler dentiste américain, pour s'assurer quelque succès...

...... Forts de leur vieille renommée, de leurs œuvres, de leurs travaux, de leurs artistes si estimés partout et toujours, les dentistes français n'ont pas jugé à propos de lutter avec les étrangers sur un semblable terrain.

Cependant un certain public a été ébranlé et abusé sur les mérites de chacun. Et comment ne l'aurait-il pas été en présence de toute cette fantasmagorie et surtout

Ce sont quelquefois des Français déguisés, mais le plus souvent des mécaniciens dentistes exotiques qui n'ont pu s'établir dans leur pays pour une raison ou pour une autre.

Ils savent qu'en France cela seul est regardé comme bien qui n'est pas Français, et ils y viennent chercher une position.

Nous ne prétendons pas qu'en Angleterre et en Amérique il n'y ait pas d'excellents dentistes. Loin de nous cette pensée ! nous affirmons seulement que ceux qui sont réellement remarquables y restent, et y jouissent de la juste réputation qu'ils y ont acquise.

Mais nous croyons qu'en France, si nous en exceptons *un nombre extrêmement restreint* de praticiens qui ont fait leurs preuves, tous ceux qui s'intitulent dentistes américains sont des charlatans qui ont mis en action ce proverbe bien connu : « On n'est jamais prophète dans son pays. »

lorsque nos confrères d'outre-mer crient à tue-tête : Nous sommes les premiers dentistes du monde! Vous le voyez bien. L'empereur des Français n'a pu trouver en France un seul dentiste assez capable pour l'attacher à sa personne. Il a été obligé de prendre parmi nous, Américains ; nous sommes les premiers dentistes du monde !

..... Avant la vogue américaine, nous avons eu la vogue anglaise. Qui ne se rappelle les fameuses dents osanores anglaises?

A force de bruit et de publicité, la dent osanore devait faire une révolution. Avec elle, on pouvait manger des pavés sans crainte d'indigestion. Mais, hélas ! il s'est bientôt trouvé que cette fameuse importation n'était rien autre chose que la dent d'hippopotame sculptée, très-anciennement connue et depuis longtemps abandonnée par les médecins dentistes français comme ne résistant pas à l'action de la salive et portant avec elle une odeur qui devait la faire proscrire autant que possible !... La vogue anglaise a disparu...

En France, on court avec empressement chez le premier chinois, japonais, cochinchinois ou docteur noir venu, pourvu qu'il fasse tapage.

Là trop souvent on est attrapé, maltraité, malmené. L'on est extrêmement contrarié et l'on jure, mais un peu tard, qu'on n'y sera plus repris ;... mais bientôt l'on recommence jusqu'à ce qu'on ait reçu une trop rude et trop dangereuse leçon !

..... En France, les médecins dentistes sont représentés à l'Académie de médecine par un de leurs confrères les plus instruits. Les hôpitaux et hospices sont desservis par des médecins dentistes dont le service ne laisse rien à désirer. Enfin le gouvernement, à plusieurs reprises, a récompensé les services réels du corps des médecins dentistes français, en décernant à plusieurs d'entre eux la croix de la Légion d'honneur.

Leur réputation n'est donc pas tombée aussi bas que les dentistes étrangers s'efforcent de le crier bien haut pour le faire croire. Plus de modestie envers ceux qui leur donnent l'hospitalité ne serait pas malséante.

Qu'ils ne fassent pas comme la grenouille de la fable, et qu'ils se souviennent que la vogue anglaise n'étant appuyée que sur les dents osanores s'est bien vite évanouie. La vogue américaine qui ne dépend exclusivement que de l'*exploitation* de l'opération qu'on nomme aurification des dents, sera-t-elle plus grande et de plus longue durée?...

Par ces considérations, on peut juger de l'importance que nous attachons au choix d'un dentiste.

D'ailleurs, lorsque l'on songe au grand nombre et à la difficulté des soins que la bouche comporte : nettoyage des dents, extractions, obturations, remplacement des dents perdues ; traitement des maladies des gencives, des joues, des lèvres, du palais, de la langue, etc., on voit qu'il y a là un grand intérêt à ne pas se mettre entre les mains du premier dentiste venu.

Avant de donner toute sa confiance à un praticien, il faut savoir à qui l'on aura affaire ; mais, dès que l'on sera certain de s'adresser à un docteur-dentiste habile et consciencieux, il faudra s'en rapporter entièrement à ses conseils.

Dans ces conditions seulement, l'examen de la bouche sera bien fait et pourra vraiment être profitable.

DEUXIÈME PARTIE

Substances et aliments nuisibles à la bouche.

Nous avons maintenant à parler des dangers que peuvent entraîner, pour la santé de la bouche, l'abus de certains aliments, le contact de diverses substances nuisibles, et, en dernier lieu, le séjour des pièces de prothèse dans cette cavité.

Chacun sait que l'état de la bouche, et par conséquent celui des dents, dépend beaucoup du régime que l'on suit habituellement. Ainsi, les personnes qui se nourrissent en grande partie de viande ont beaucoup plus de tartre que celles qui vivent presque exclusivement de légumes et de fruits. Dans cette dernière catégorie se trouvent les habitants des campagnes, dont les dents sont propres et blanches, sans cependant que cet état puisse être attribué aux soins qu'ils en prennent. En revanche, nous devons dire que leurs dents, quoique blanches, sont presque toujours altérées et atteintes de cette espèce de carie molle, blanchâtre, envahissante qui les désorganise, et détruit avant l'âge des dentures dont l'aspect était tout d'abord superbe.

Certains aliments, le sucre, le chocolat, les fruits verts, les acides, ont une action pernicieuse sur les dents.

Pour le sucre, c'est un fait non contesté que les raffineurs, confiseurs, cuisiniers perdent leurs dents de bonne heure. Sous l'influence prolongée de cette substance, ces organes se ramollissent et finissent par tomber en détritus. Quelle est la cause de ce phénomène ? On pensait autrefois que le sucre agissait mécaniquement. Plus récemment, on a admis une action chimique par laquelle le sucre subissant des modifications de la nature des fermentations forme des acides lactique ou acétique, dont le pouvoir destructeur sur les différents tissus dentaires est considérable (1). Pour nous

(1) Mantegazza. Sur l'action du sucre et de certains acides sur les dents. (Milan , 1862.)

Magitot. Expériences sur la salive considérée comme agent de la carie dentaire. (Paris, 1866.)

ces deux causes sont également en jeu. Mais, quoi qu'il en soit de la théorie, ce qui nous importe ici c'est la constance du fait, et nous devons en conclure qu'il ne faut pas abuser de l'usage du sucre ni des aliments dans lesquels entre cette substance,... tels que les bonbons (surtout ceux que l'on nomme fondants), les fruits glacés ou confits, le chocolat, etc. Ce dernier aliment, lorsqu'on le mange cuit et délayé avec de l'eau ou du lait, n'a pas d'inconvénient pour les dents sur lesquelles il ne séjourne pas. Mais, lorsqu'on le mange sec, il est très-dangereux, parce qu'il s'introduit dans les espaces interdentaires, dans les rainures de la surface broyante des molaires, dans les cavités déjà cariées, y séjourne, y fermente, et s'y acidifie (1).

Les fruits verts, les acides citrique, malique (et par conséquent le cidre) altèrent tous les tissus dentaires, aussi bien l'émail que l'ivoire et le cément. Il en est de même de l'acide acétique ou vinaigre, quoi qu'en dise M. Magitot, qui prétend qu'il n'agit pas sur l'émail, mais seulement sur l'ivoire dénudé (2).

Quant à l'alun que la plupart des médecins ordonnent si souvent comme astringent dans quelques maladies de la muqueuse buccale et du pharynx : inflammations, aphthes, engorgements de la luette, du voile du palais et des amygdales, c'est une substance bien délétère pour les dents ; elle en altère rapidement l'émail, mais elle a la

(1) Cet aliment sec est pourtant, à Paris, l'aliment à la mode pour le goûter des enfants. Toutes les mamans, institutrices ou bonnes d'enfants en sont munies lorsqu'elles vont les promener.... « C'est si bon pour l'estomac, c'est surtout si facile à porter !... » Certes, nous ne nions pas ces deux qualités du chocolat, mais nous insistons sur le défaut qu'il a de nuire aux dents. Presque tous les enfants qui sont accoutumés à en manger chaque jour une ou plusieurs tablettes sèches, à le croquer, pour parler leur langage, avec ou sans pain, et qui ne se rincent pas la bouche après l'avoir mangé (ce que du reste l'on ne songe même pas à leur faire faire), perdent leurs dents de lait, ravagées par la carie, bien plus tôt qu'ils ne les perdraient sans cette funeste habitude. Cela est si vrai, qu'il nous arrive parfois de dire à première vue, en visitant la bouche des enfants qu'on nous amène..... : Voilà des dents de « croqueur de chocolat, » et il est bien rare que nous nous trompions.

(2) D'après MM. Leber et Rottenstein, si l'on plonge une dent dans une solution d'acide acétique à 1/10 pour 100, au bout de dix jours on trouve l'émail d'un blanc terreux sur la surface antérieure ; on peut l'enlever en le grattant avec l'ongle, tandis qu'il y reste presque à l'état normal sur la surface postérieure. On peut couper avec un couteau la superficie de la racine. Au bout de dix-sept jours on peut enlever partout l'émail par gros morceaux ; on trouve même l'ivoire sous-jacent décalcifié. On peut facilement couper la racine avec un couteau. (Recherches sur la carie dentaire, 1868, p. 37.)

propriété de nettoyer et de blanchir ces organes avec une extrême facilité. Aussi n'a-t-on pas hésité à la faire entrer dans la composition d'un grand nombre de dentifrices répandus dans le commerce. Mélangée avec du tartrate acidule de potasse, elle forme une poudre qui détruit aussi rapidement les dents qu'elle les blanchit.

Nous ne parlons ici que des substances qui, appliquées topiquement, peuvent avoir une influence pernicieuse pour la bouche ; mais il en est d'autres qui, administrées à l'intérieur comme médicaments ou absorbées par suite d'un contact continuel résultant de l'exercice d'une profession, sont tout aussi dangereuses. Le plomb, le phosphore et le mercure surtout sont dans ce cas. Nous ne nous en occuperons pas ici, parce que sous l'influence de ces substances il se développe non-seulement des symptômes locaux dans la cavité buccale, mais encore des phénomènes généraux concomitants plus graves qui sont du ressort de la médecine générale, et dont la description nous entraînerait trop loin.

Cependant, puisque nous parlons du mercure, nous ferons à propos de cette substance une observation qui a bien son importance pour les personnes qui se font obturer les dents.

Certains dentistes (dentistes étrangers surtout), partisans exclusifs de l'aurification bien ou mal pratiquée, se plaisent, soit dans un but de réclame, soit dans l'espoir de dénigrer ceux de leurs confrères qui ne pensent pas comme eux, à répéter sans cesse que les mastics formés d'un amalgame (alliage de mercure et d'un autre métal) sont dangereux non-seulement pour les dents, mais encore pour la santé générale (1). C'est là une erreur *calculée* contre laquelle nous nous élevons de toute l'autorité de notre expérience, et ceux qui la propagent seraient certainement bien embarrassés d'appuyer ce qu'ils avancent sur des faits certains. Voici la vérité à cet égard :

Si les mastics formés d'un amalgame ont un inconvénient, ce n'est certes pas celui d'être nuisibles à l'économie. Il faut le chercher ailleurs. Mal préparés, en effet, quelques-uns sont peu solides et s'égrènent (l'amalgame de cadmium et d'étain est dans ce cas) ; d'autres, bien préparés et solides, changent de couleur et noircissent (l'amalgame d'argent vierge) ; d'autres enfin, quoique solides et changeant peu de couleur, se ternissent cependant et sont d'un

---

(1) On nomme souvent ces amalgames : ciment métallique, mastic métallique, pâte métallique.

aspect moins propre que l'or. Mais ces derniers, malgré ce léger inconvenient, peuvent être employés dans un grand nombre de cas, et, s'ils ne remplissent pas convenablement le but désiré, c'est qu'ils sont mal appliqués.

Comme ils sont faciles à préparer, et que réduits en pâte molle il suffit d'une pression modérée pour les faire pénétrer dans les plus petites anfractuosités des cavités cariées, certains opérateurs ne se donnent pas la peine de *préparer à fond* ces cavités et y introduisent le mastic.

Celui-ci se durcit bientôt, et, pendant quelques jours, semble tenir solidement; mais comme il est resté entre sa masse et les parties saines de la dent des portions d'ivoire encore malades, le travail destructeur reprend bientôt son cours et la carie envahit les parois qui retenaient la pâte en place. Ces parois se rompent un beau jour et le plombage tombe tout à coup.

Dans ce cas, quelle est la cause du mal? Est-ce la maladresse et la négligence de l'opérateur ou la mauvaise qualité du mastic?

A notre avis, il vaut mieux avoir recours à l'aurification dans la majorité des cas, lorsque les dents sont exposées à la vue, et alors que la solidité de ces dents permet de pratiquer cette opération d'une manière parfaite. Cela ne fait aucun doute. On peut même, pour les dents antérieures, employer la gutta-percha blanche ou le ciment d'oxychlorure de zinc (dit mastic blanc) lorsque ces dents sont très-faibles et ne permettent pas les pesées nécessaires au tassement des feuilles d'or (1).

Mais lorsque l'on a affaire à une dent du fond de la bouche, très-cariée, non exposée à la vue et dont la couronne ne supporterait pas les travaux nécessaires à l'aurification, nous affirmons que l'on peut, que l'on doit même, au grand avantage du client, avoir recours à un amalgame bien préparé pour obturer et conserver cette dent.

Seulement, il ne faut pas oublier, et nous insistons sur ce point, que la cavité destinée à recevoir le mastic doit être aussi bien soi-

---

(1) La gutta-percha blanche est connue sous les noms de : ciment de gutta-percha de Delabarre, pâte de Hill, plombage à la gutta-percha de Jacob.

Les mastics blancs ont tous le défaut de n'avoir pas de durée; mais, pendant quelques semaines et même quelquefois pendant des mois, s'ils sont bien appliqués, ils peuvent rendre de grands services. On les désigne ordinairement sous les noms de : mastic ostéo-dentaire, ciment ostéo-plastique, pâte minérale, ivoire artificiel, etc.

gnée, nettoyée, en un mot, préparée, que si elle devait être aurifiée. Là est le point capital.

A l'appui de cette assertion, nous pouvons dire que nous voyons de temps en temps des dents ainsi obturées, il y a vingt-cinq ou trente ans, par le Dr Delabarre père, dents dont le mastic (amalgame d'argent), quoique noirci, est très-solide et promet de les garantir pour longtemps encore des atteintes de la carie.

Revenons à notre sujet. On a accusé les boissons très-chaudes, l'infusion de thé surtout, d'avoir une influence délétère sur les dents, mais rien n'est moins prouvé. Tout au plus pourrait-on dire à l'appui de cette opinion que la chaleur active dans une certaine proportion l'action dissolvante des acides de la bouche lorsque ces acides y existent; mais (à part la douleur occasionnée par un degré de chaleur trop élevé) on conçoit difficilement quels effets destructeurs des boissons innocentes à la température ordinaire pourraient avoir pour les dents par cela seul qu'elles seraient très-chaudes.

Certains auteurs ont avancé que la nature des boissons usitées dans les populations jouait un grand rôle dans la bonne ou mauvaise qualité des dents. Cela est possible. Ainsi en Normandie l'usage du cidre, boisson acidulée, a été accusé de la destruction si rapide des dents dans ce pays (1). Mais comment se fait-il qu'en Bretagne, où l'on boit aussi du cidre, les dents soient rarement atteintes de carie? D'autre part, comment se fait-il qu'en Flandre, où l'on boit de la bière, boisson fermentée alcoolique, et en Guyenne et Gascogne, où l'on boit du vin, les dents soient fréquemment détruites par cette maladie?

Il y a évidemment là une autre cause qui a échappé à l'attention des observateurs. D'ailleurs il est peu probable que des liquides qui traversent rapidement la cavité buccale aient une action locale aussi puissante. Ne serait-il pas plus juste d'en accuser l'acidité primitive ou acquise de certains aliments solides habituels qui peuvent séjourner longtemps entre les dents et y prolonger leur action destructive? L'acidité de la bouche favorise la production des parasites

---

(1) Nous-même nous avons connu quelques personnes, originaires d'autres régions de la France, dont les dents étaient bonnes et auraient dû, selon toute probabilité, rester bonnes, puisque leurs parents et les habitants des pays où ils étaient nés les avaient ainsi, et qui cependant, après un usage plus ou moins modéré du cidre, devenu leur unique boisson, les avaient rapidement perdues.

que l'on rencontre dans la salive, tels que les *denticolæ*, la *spirilla*, les *volvox*, et principalement le *leptothrix buccalis* ; or ces parasites ont été accusés, et dans une certaine mesure nous sommes de cet avis, d'être au nombre des agents producteurs de la carie. MM. Leber et Rottenstein soutiennent que la participation du *leptothrix* est constante dans la marche de la carie alors que l'émail ou l'ivoire des dents sont devenus moins résistants grâce à l'action des acides ou bien qu'il est survenu à la surface de l'ivoire une perte de substance. Ils disent que par l'extension des élements de ce champignon dans l'ivoire, les effets de ramollissement et de destruction sont beaucoup plus rapides qu'ils ne le seraient par la seule action des acides.

Ajoutons à toutes ces causes locales qui parfois peuvent nous échapper, une cause générale prédisposante que personne ne met en doute, c'est-à-dire l'hérédité, et surtout, ainsi que le dit M. Magitot, l'influence de la race (1). En France, toutes les populations

---

(1) M. le Dr Magitot a dressé une carte de la France (*Traité de la carie dentaire*, p. 65) sur laquelle une division en trois teintes indique trois séries artificielles distinctes au point de vue de la fréquence de la carie dentaire. La première série, la moins teintée, comprend les départements les moins affectés, la deuxième tient le milieu, et la troisième les départements les plus affectés.

«Un premier fait se remarque tout d'abord, dit cet auteur, c'est l'existence de trois grandes régions foncées répondant à la plus grande fréquence de la carie : la première comprend les provinces du nord : Flandre française, Picardie, Normandie, Champagne ; la deuxième, trois provinces de l'ouest : Anjou, Poitou, Vendée; la troisième, les provinces du sud-ouest : Guyenne et Gascogne, Béarn. En opposition à ces trois régions noires, on en remarque deux autres qui sont complétement blanches: l'une formée de la Bretagne, l'autre composant une grande région centrale qui s'étend d'une part à l'est, vers les Alpes, et d'autre part au sud, jusqu'à la Méditerranée. Entre ces teintes extrêmes viennent se grouper des régions intermédiaires plus ou moins colorées, avec quelques îlots, clairs ou foncés, représentant des exceptions accidentelles. »

Quelle est la signification de cette carte et de ses dispositions principales ?

«En consultant, continue M. Magitot, les documents recueillis sur l'ethnologie de la France, et en particulier le remarquable travail de M. Broca, on reconnaît que les vestiges les mieux conservés des deux principales races qui ont peuplé notre sol sont représentés dans notre carte par des teintes opposées. Ainsi la race celtique renfermée dans la région de Bretagne est teintée en blanc; l'autre région blanche de la carte se rapporte encore à une agglomération de populations gauloises, région celtique centrale. D'autre part, si l'on considère la traînée noire qui parcourt la France du nord-est au sud-ouest, sans tenir compte de quelques teintes intermédiaires sans importance, on trouve que cette direction est précisément celle qu'a suivie l'invasion kimrique qui a envahi la Gaule vers le VIIe siècle avant notre ère et a laissé des traces si profondes. Or, aux contrastes bien définis qui séparent ces deux races, Celtes et Kimris, nous croyons qu'il faut ajouter pour les seconds la cir-

issues de la race celtique ont une dentition robuste ; celles au contraire qui proviennent de la race kimrique ont une dentition défectueuse.

Occupons-nous maintenant de certaines substances dont l'abus, sans avoir d'action délétère directe sur les tissus dentaires, en a cependant une consécutive sur la santé des dents par les maladies de la muqueuse buccale qu'il engendre. Ces substances sont les boissons alcooliques et le tabac à fumer (1).

L'irritation que le contact toujours renouvelé de ces agents entretient amène peu à peu l'inflammation, la turgescence, le ramollissement et le décollement des gencives ; le tartre, formé en plus grande abondance, s'introduit entre les dents et les gencives ; la périostite alvéolo-dentaire survient et avec elle le déchaussement, l'ébranlement et la chute des dents. C'est donc avec ménagement qu'il faut user de ces substances, dont l'abus, outre les inconvénients que nous venons de signaler, a une action plus funeste encore sur le cerveau et finit par porter atteinte à la santé générale.

Malheureusement on regarde dans le monde ces dangers comme exagérés et l'on n'y porte aucune attention. On devrait pourtant se bien persuader que si des hommes compétents les ont trouvés assez sérieux pour regarder comme indispensable la création de sociétés de tempérance destinées à combattre l'usage immodéré que l'on fait aujourd'hui de ces substances, c'est que cet usage a une influence vraiment pernicieuse sur la santé publique.

Tout ce que nous venons de dire jusqu'ici s'applique aussi bien aux personnes qui ne portent pas de fausses dents qu'à celles qui ont des pièces partielles, ou mieux dans la bouche desquelles les dents restantes sont en contact plus ou moins immédiat avec des dents artificielles. Quant aux personnes qui ont perdu toutes leurs

constance de caries dentaires nombreuses par défectuosité primitive de constituti o n dentaire. . . . .

« Les populations de la France se séparent donc d'une manière générale, au point de vue de la carie dentaire, en deux grandes familles : la famille celtique, à individus petits et trapus (Broca) et à dentition robuste ; la famille kimrique, à individus grands et blonds (Broca), et dont l'organisation dentaire est défectueuse. »

(1) Ce que nous disons du tabac à fumer s'applique aussi bien au tabac employé comme masticatoire (vulgairement tabac à chiquer). Ce mode d'emploi est si peu usité aujourd'hui dans les classes élevées de la société, que c'est à peine si l'on rencontre par hasard une personne sur mille adonnée aux soi-disant jouissances de ce masticatoire.

dents et qui portent un dentier complet, il est évident que leur bouche n'est plus sensible qu'aux irritants qui agissent sur la muqueuse ; la bouche n'est, en ce cas, nullement distincte des autres parties de notre corps recouvertes d'une membrane muqueuse.

D'une manière générale, on peut dire que les inconvénients qu'entraîne pour la bouche la présence des appareils de prothèse sont de trois espèces, mais nous devons ajouter en même temps que ces inconvénients n'ont qu'une importance relative, puisqu'il est toujours possible d'y remédier dans une certaine mesure. Ces inconvénients sont :

1° L'arrêt et le séjour plus ou moins prolongé des aliments entre la pièce et les dents restantes ;

2° L'action chimique plus ou moins malfaisante de la substance même de l'appareil ;

3° L'action mécanique de ce même appareil.

Le premier de ces inconvénients est évident. Que la pièce soit maintenue par des crochets ou par des anneaux, il est clair que les aliments promenés dans la bouche par les divers mouvements de la mastication doivent s'arrêter et séjourner plus ou moins longuement entre les dents restantes et les supports de la pièce. Si elle est maintenue par des ressorts (dentiers complets) ou à l'aide de la pression amosphérique (pièces à succion), il est encore presque impossible que les aliments ne se logent pas entre certaines parties des rebords ou de la cuvette de l'appareil et la muqueuse. Cependant, on conçoit facilement que mieux l'instrument sera ajusté et appliqué, et moins il restera de place pour servir de réceptacle aux aliments. Dans tous les cas c'est affaire de propreté et de nettoyage après les repas. C'est donc un inconvénient auquel il est facile de parer.

Le second, c'est-à-dire l'action chimique de la substance de l'appareil sur les diverses parties de la bouche, est très-rare aujourd'hui. Autrefois, lorsqu'on se servait principalement de matières altérables, telles que les dents naturelles et l'hippopotame, et surtout lorsqu'on n'avait pas soin de renouveler assez fréquemment les appareils, il pouvait s'en suivre un état plus ou moins vicié de la salive, état qui était certainement nuisible à la santé de la muqueuse et des dents restantes aussi bien qu'à celle de l'estomac. Mais, aujourd'hui que l'on a presque toujours recours aux substances inaltérables pour la confection des appareils de prothèse, on n'a plus rien à craindre à cet égard. D'ailleurs, se servirait-on de dents naturelles (ce qui parfois peut rendre de très-grands services), il reste un moyen de les rendre tout à fait inoffensives, c'est de les renouveler fréquemment.

Quant à l'action mécanique de la pièce elle-même, action de contact et de frottement, voici ce que nous pouvons avancer à cet égard. Si l'appareil est maintenu par des crochets, il peut être fort dangereux ou ne pas l'être du tout. C'est là une affaire de confection et d'ajustement de ces crochets. S'ils sont étroits, coupants ou appliqués sur le collet des dents, là où il n'y a pas d'émail, il est évi[dent] qu'ils arriveront en peu de temps à détruire la partie de la dent sur laquelle ils sont appuyés. Si d'autre part ils sont mal ajustés et font levier contre les dents, ils amèneront bientôt leur déchaussement, leur ébranlement et leur chute. Mais si au contraire ils sont larges, en forme d'anneaux plats, emboîtant exactement la couronne des dents, reposant sur la partie ventrue de ces organes, là où il y a une couche épaisse d'émail, en un mot s'ils adhèrent aux dents par la perfection séule, pour ainsi dire, de leur ajustement, alors l'appareil qu'ils fixent dans la bouche sera à peu près exempt d'inconvénients. D'ailleurs les services que rend une pièce ainsi faite sont tels qu'ils compensent largement les petits défauts qu'elle pourrait avoir.

Si l'appareil est à succion ou à ressorts, il n'aura, s'il est bien ajusté, aucune action mécanique suffisante pour produire de l'irritation sur la muqueuse excepté cependant dans les premiers temps de son séjour dans la bouche. Il faut en effet que la muqueuse, qui était auparavant libre de tout contact continuel, reste sans cesse en rapport avec un corps étranger. Or, quelque doux que ce soit ce corps, la nature exige un certain temps pour que la membrane buccale s'y accoutume. Du reste, cette période de transition est plus ou moins longue suivant la sensibilité du sujet et aussi, et nous insistons sur ce point, suivant l'habileté ou la bonne volonté du dentiste qui ne doit jamais hésiter à user son temps et sa patience pour toutes les petites retouches, qu'il est parfois urgent de faire à un appareil, si bien conditionné qu'il soit.

TROISIÈME PARTIE

Entretien hygiénique de la bouche.

L'entretien hygiénique de la bouche comprend les soins destinés à maintenir cette cavité dans un état de propreté parfaite.

Il se compose de trois indications principales :

1° Le nettoyage des dents fait par le dentiste;

2° Les soins journaliers que l'on se donne soi-même au moyen d'instruments et de dentifrices appropriés;

3° L'usage du rince-bouche après chaque repas.

Nettoyage des dents par le dentiste. — Un préjugé aussi répandu que nuisible consiste à croire que le nettoyage des dents fait par le dentiste enlève l'émail de ces organes et les détériore (1). Cette croyance est si peu fondée sur l'expression exacte des faits, que, à part les avantages de propreté et de santé que cette opération apporte aux dents et aux gencives, il est de notoriété pour tous les hommes de l'art que non-seulement l'émail n'est pas altéré par nos grattoirs lorsqu'ils sont conduits par une main légère et expérimentée, mais que ceux-ci, au contraire, sont usés et émoussés par cette substance que la lime attaque seule (2).

(1) Un second préjugé, aussi funeste, réside dans cette idée fausse qu'il ne faut aller chez le dentiste que lorsque l'on souffre et ne se faire soigner les dents que lorsque la carie a déjà atteint certaines proportions. C'est là un raisonnement absurde et dangereux. Il est en effet bien évident que l'on agit d'autant mieux et d'autant plus efficacement sur une dent qui s'altère, qu'elle n'est pas encore douloureuse. Si donc l'on attend pour la faire soigner que l'on y soit obligé par la douleur, il est à craindre que l'on n'obtienne déjà plus à coup sûr les avantages que l'on aurait droit d'attendre d'un traitement fait à temps.

(2) Nous ne parlons ici que de l'action mécanique opérée par un instrument; car beaucoup de substances attaquent chimiquement l'émail. Nous avons mentionné plus haut les acides et l'alun qui sont dans ce cas. Cependant il convient d'ajouter

Il faut donc, si le dentiste le juge convenable, se faire nettoyer les dents et ne pas craindre que cette opération soit faite trop à fond. Elle est d'ailleurs d'autant plus nécessaire que, si la couche de tartre qui recouvre presque toujours plus ou moins les dents que le dentiste n'a pas nettoyées depuis longtemps est un tant soit peu épaisse ou tenace, les soins journaliers de la bouche perdent beaucoup de leur efficacité ou même deviennent à peu près inutiles.

Soins journaliers de la bouche. — Pour l'entretien journalier de la bouche, il convient d'avoir :

1° Une brosse à dents d'une forme et d'une fermeté de crins convenables ;

2° Un instrument capable de pénétrer sans danger dans les interstices inabordables aux crins de la brosse ;

5° Une préparation dentifrice appropriée.

Brosses à dents. — Les deux qualités essentielles d'une bonne brosse à dents, sont : 1° l'adaptation de sa forme aux fonctions qu'elle doit remplir ; 2° le degré plus ou moins élevé de dureté de ses crins, suivant l'état plus ou moins sain de la muqueuse buccale.

FORME DE LA BROSSE. — Une brosse à dents bien faite doit pouvoir pénétrer dans toutes les parties de la cavité buccale, dans les sillons qui séparent en haut et en bas les arcades dentaires des lèvres et des joues, dans la gouttière qui sépare la langue de l'arcade inférieure ; enfin, parcourir le palais et principalement les faces intérieure, extérieure et broyante des dents. Pour cela la partie qui porte les crins, ou support, doit être légèrement courbe dans le sens de sa longueur, la concavité dirigée du côté des crins, bien arrondie à ses angles, courte, c'est-à-dire n'ayant que 4 centimètres au plus, étroite et armée seulement de quatre ou même et mieux de trois rangs de crins un peu espacés. Les crins, tous de même longueur, forment à leur partie libre une arcade concentrique à celle de leur support. Le col ou articulation du support avec le manche doit être

qu'avec un grattoir brutalement dirigé sur un endroit de la couronne d'une dent déjà privée d'émail, il est possible d'enlever la portion de cette substance protectrice qui environne cet endroit et par conséquent d'augmenter l'étendue de la partie dénudée au grand préjudice de l'ivoire sous-jacent. Mais, dans ce cas, ce n'est pas l'instrument qu'il faut accuser de ce préjudice, mais la maladresse de l'opérateur.

arrondi de manière à ne pas blesser ni même gêner les commissures des lèvres dans les mouvements que l'on fait en se brossant les dents.

Dureté des crins. — Les brosses que l'on vend dans le commerce portent divers numéros, suivant le degré de rigidité de leurs crins. Le n° 1 est le plus ferme, le n° 2 l'est un peu moins, le n° 3 un peu moins encore, et ainsi de suite jusqu'à la brosse en poils de blaireau, qui ne porte pas de numéro. Nous ne parlons pas de la brosse-éponge qui est plus nuisible qu'utile, attendu qu'elle ne fait que refouler dans les interstices des dents les substances alimentaires qui, en y séjournant, s'y acidifient et amènent peu à peu la carie de ces organes. La brosse en blaireau a bien aussi ce défaut, mais à un moindre degré. Elle n'est convenable que pour les personnes qui, pour cause de maladie n'ont pas pu se nettoyer la bouche pendant un temps plus ou moins long, et dont les gencives enflammées ou ramollies ne peuvent subir le contact d'un corps un peu ferme.

Les numéros que nous recommandons, parce que leurs crins brossant énergiquement les dents et pénétrant dans les espaces interdentaires, ont une action véritablement salutaire, sont les n°ˢ 2 et 3 (le 2 pour les grandes personnes, le 3 pour les enfants). Quant au n° 1, peu de personnes peuvent le supporter (1).

Ajoutons qu'une brosse à dents, pour avoir une action efficace, doit être abandonnée dès qu'elle perd de sa rigidité première (2).

Fil de caoutchouc cure-dent. — Il y a bien longtemps déjà que nous avons conseillé pour la première fois d'avoir recours à un petit moyen fort simple pour se débarrasser des débris alimentaires qui

---

(1) Il est évident que nous ne parlons ici que des brosses qui conviennent aux bouches saines ou à peu près saines. Dans les cas particuliers, le dentiste seul est bon juge du degré de fermeté qui convient à tel ou tel état des gencives et des dents.

(2) Une brosse à dents pour rester bonne ne doit pas servir longtemps. Il ne faut jamais attendre, pour la renouveler, que les crins se rompent ou se détachent les uns après les autres. Il vaut mieux les payer moins cher et en changer plus souvent que de chercher à les user. Au point de vue commercial, c'est la qualité du manche qui augmente le prix d'une brosse. Au point de vue médical, c'est la qualité des crins qui en fait toute la valeur. Or, la brosse à manche d'os et la brosse à manche d'ivoire ont les mêmes crins. Il n'est donc pas nécessaire, pour la santé de la bouche d'avoir des brosses d'un prix très-élevé.

parfois se trouvent assez solidement retenus entre les dents, pour que l'action de la langue et de la brosse même ne suffise pas à les chasser. Nous voulons parler de l'emploi de brins de fil de caoutchouc pour remplacer le cure-dent dont nous avons signalé les inconvénients dans un précédent travail (1).

Ce fil, que l'on trouve chez les marchands de caoutchouc, roulé en écheveaux comme du fil ordinaire, est de la grosseur d'un fort cordonnet. On le coupe en brins de 5 à 6 centimètres que l'on conserve dans une boîte bien fermée à l'abri de la chaleur (2)

Chaque brin saisi entre le pouce et l'index de chaque main s'allonge à la fois et diminue d'épaisseur à mesure qu'on l'étire, et conserve, malgré cela, assez de résistance pour passer sans se rompre entre les dents les plus serrées, dans les interstices où le cure-dent ordinaire le plus fin ne saurait pénétrer. «Il est évident, disions-« nous dans le travail précité, que ce fil ne risque pas de blesser la « gencive ni d'ébranler les dents, et que son action toute momenta-« née ne peut avoir aucune suite dangereuse. C'est donc un excel-« lent moyen; mais nous devons ajouter qu'il n'est d'un emploi ni « facile ni gracieux en société. Il ne faut y avoir recours qu'en fai-« sant sa toilette. Or, ce n'est pas à nos yeux un grand désavantage, « car nous n'admettons pas qu'en public il soit de meilleur ton de « se curer les dents que de se peigner, et nous blâmons encore au-« jourd'hui ce que blâmait Ovide ;

> « Nec coram mixtas cervæ sumsisse medullas,
> « Nec coram dentes defricuisse probem. »
>
> (*L'art d'aimer*. Ovide.) (3).

Préparations dentifrices. — Il existe un grand nombre de préparations dentifrices désignées sous les noms d'*opiats*, *poudres*, *élixirs*, *eaux*, etc. Quelques-unes sont dangereuses, celles, entre autres, dont la formule déjà ancienne était basée sur une théorie

---

(1) Du cure-dent et de ses inconvénients (br. in-8°, 1869. A. Coccoz, lib. édit.).

(2) Sous l'influence de la chaleur et quelquefois même de l'air très-sec, ce fil devient cassant et n'a plus la force nécessaire pour résister aux efforts que nécessite son passage entre les dents très serrées. Il faut alors le frotter et le rouler vivement entre les mains, de manière à le priver de l'excès de soufre qu'il contient. On arrive ainsi à lui rendre presque entièrement son élasticité primitive.

(3) « Je vous blâmerai aussi d'employer la moelle de cerf et de vous nettoyer les dents en présence de qui que ce soit. »

erronée des causes de la carie dentaire et qui contiennent des acides, de l'alun ou du miel. D'autres sont inoffensives et ne doivent leur réputation qu'à leur goût ou à leur parfum plus ou moins agréable. D'autres enfin, basées sur la connaissance exacte des maladies de la bouche et de leurs causes, sont douées d'une efficacité incontestable. Nous n'avons pas l'intention de les passer en revue; notre but est d'indiquer d'après quels principes ces préparations doivent être formulées pour qu'elles soient vraiment salutaires.

Et d'abord quelles sont les maladies de la bouche que leur usage habituel doit pouvoir prévenir? Ce sont principalement : la carie dentaire, le déchaussement, l'ébranlement et la chute des dents, certaines affections de la muqueuse buccale, enfin la fétidité de l'haleine.

Carie dentaire. — La salive à l'état normal est alcaline; lorsqu'elle devient acide elle engendre la carie dentaire. Que cette acidité soit suffisante pour produire seule cette maladie ou qu'elle y soit aidée par le développement du leptothrix qu'elle favorise, il n'en est pas moins vrai qu'elle en est la cause prochaine (1). Que cette acidité tienne à la constitution de l'individu (constitution due le plus souvent à l'hérédité), comme cela s'observe chez les personnes dont les dents commencent à s'altérer dès l'époque même de leur éruption; qu'elle provienne de fermentations acides développées par certains états pathologiques, tels que les maladies de la bouche ou de l'estomac, la fièvre typhoïde, les fièvres éruptives, les affections des voies respiratoires; qu'elle soit le résultat d'un mode vicieux d'alimentation, ou enfin qu'elle ait pour cause la malpropreté, comme cela arrive chez les personnes qui négligent les soins hygiéniques de leur bouche, il n'en est pas moins vrai que, lorsque cet état d'acidité existe, il est pernicieux pour les dents.

Déchaussement, ébranlement et chute des dents. — Deux affections principales peuvent amener le déchaussement, l'ébranlement et la chute des dents : ce sont la gingivite et la périostéite alvéolo-

---

(1) La réaction acide, chez les personnes qui ont de mauvaises dents, est facile à constater, non pas dans la salive que l'on recueille sur les parois internes des joues, sur la langue ou le palais (parties de la bouche où elle est sans cesse renouvelée), mais dans celle qui séjourne sur les gencives, dans les interstices des dents et dans toute la longueur des sillons qui séparent les gencives des lèvres et des joues.

dentaire. La seconde surtout a une influence destructive très-puissante.

Elle peut avoir pour cause, alors surtout qu'elle est accidentelle, l'absorption de certains médicaments ou agents dont l'action se porte sur la bouche : le mercure, le plomb, le phosphore. Elle peut être due à un état général, comme la diathèse scorbutique ; à un déplacement du flux sanguin, suppression d'hémorrhoïdes chez l'homme, des époques menstruelles chez la femme (par la maladie ou par l'âge). D'autres fois elle vient de l'hérédité, mais souvent aussi elle n'est que la conséquence d'un défaut continuel de soins et de la présence du tartre qui peu à peu envahit la racine et, s'accumulant entre cette racine et la gencive, isole la dent, la déconsolide et en amène la chute (1).

Accumulation du tartre. — Du reste la quantité de tartre qui s'amasse sur les dents est sujette à bien des variations. Elle varie suivant le mode d'alimentation, ainsi que nous l'avons déjà dit ; mais elle augmente dans des proportions vraiment étonnantes sur les dents du fond de la bouche, qui, pour une cause ou une autre, ne servent point à la mastication. Il nous arrive souvent d'affirmer à certaines personnes qu'elles ne mâchent pas de tel ou tel côté, et cela à la première inspection de leur bouche. Cette assertion, fondée pour nous sur la quantité de tartre recouvrant les dents qui ne servent pas, les étonne toujours et nous amène à faire cette question presque généralement suivie de la même réponse :

« Pourquoi ne mâchez-vous pas de ce côté ? »

« Parce que cela me fait mal. »

Presque toujours alors nous trouvons la dent atteinte de carie ou de périostéite alvéolo-dentaire.

La suppuration est le symptôme principal de cette maladie passée à l'état chronique. Le pus fuse le long des racines. La moindre pression sur les gencives le fait sourdre et apparaître autour du collet des dents. Il peut même s'en former une quantité assez con-

----

(1) Le tartre est cet enduit d'abord limoneux, blanchâtre ou jaunâtre qui s'amasse au collet des dents, se durcit et forme à la base de la couronne une incrustation phosphato-calcaire qui finit par environner la surface si l'on n'a pas soin de l'enlever. C'est un dépôt anomal des sels de la salive altérée, surtout quant à sa substance organique ou ptyaline, qui joue un rôle dans la dissolution de ces sels. (Littré et Robin, *Dict.*)

sidérable pour que, mélangé avec les aliments pendant la mastica·
tion, ce liquide, par sa présence dans le reste du tube digestif, y cause
des affections capables de mettre l'existence en danger.

La périostéite alvéolo-dentaire chronique n'existe pas sans la
gingivite chronique qui est sa complication constante ; mais cette
dernière maladie peut exister seule.

Les causes résident alors dans le contact de certaines substances
qui provoquent l'irritation, puis l'engorgement, le ramollissement
et enfin la destruction des gencives. La présence du tartre, la fumée
de tabac, la salive corrompue par le contact du cigare, les aliments
trop épicés, les boissons alcooliques agissent dans ce sens.

Cette maladie est moins dangereuse que la périostéite alvéolo-
dentaire chronique, mais négligée elle peut l'engendrer avec tout le
cortége des symptômes que nous avons indiqués.

Affections diverses de la muqueuse buccale. — Un certain
nombre d'inflammations de la bouche, les stomatites, simple, aph-
theuse, ulcéro-membraneuse, si elles ne sont pas causées, tout au
moins sont aggravées par le défaut de soins hygiéniques de cette
cavité. Tous les auteurs sont d'accord sur ce point. Il en est de même
des fluxions des gencives, des fistules dentaires et des épulides. Nous
ne parlons pas du scorbut qui est d'ailleurs une maladie fort rare
aujourd'hui.

Fétidité de l'haleine. — Quant à la fétidité de l'haleine, elle pro-
vient quelquefois de l'estomac, mais le plus souvent de la bouche, à
la suite des affections que nous venons d'énumérer, et surtout de la
malpropreté. En effet, les aliments s'accumulent entre les dents, y
séjournent, s'y putréfient, et donnent à l'haleine une odeur repous-
sante.

Propriétés des préparations dentifrices. — On le voit par
l'histoire abrégée que nous venons d'en faire, les symptômes de
toutes ces affections exigent dans la composition des préparations
dentifrices destinées à les prévenir un grand nombre de propriétés.

Avant tout elles doivent être *alcalines*, pour neutraliser l'acidité
de la salive et empêcher la production des parasites de la bouche.

Elles doivent aussi être *délersives*, pour faciliter l'élimination du
tartre et du pus ;

Astringentes et toniques, pour raffermir la muqueuse buccale et
particulièrement les gencives ;

Désinfectantes, pour ôter à l'haleine sa fétidité;

Odorantes enfin, pour laisser dans la bouche un parfum agréable.

Tous les dentifrices qui possèdent ces propriétés peuvent être regardés comme réellement bons. Quelques-uns de ceux qui sont répandus dans le commerce sont bien certainement dans ce cas, mais leur formule est inconnue. Comment alors ne pas s'exposer à recommander des préparations qui pourraient être nuisibles? Nous nous sommes donc décidé à faire faire nous-même, sous nos yeux, nn élixir et une poudre dentifrices que l'on trouvera toujours identiquement préparés à la pharmacie désignée, page 32.

Du rince-bouche. — Il ne nous reste plus qu'à parler du rince-bouche dont l'usage a été longtemps en vogue, puis abandonné, puis repris. Son emploi régulier après les repas est d'une utilité incontestable. Grâce à lui, les aliments qui se logent entre les dents mais qui n'y sont cependant pas trop serrés; tous ceux qui pénètrent entrer dans les sillons gingivo-dentaires, c'est-à-dire dans les sillons que forment les gencives, là où elles rejoignent les dents; tous ceux qui s'amassent dans les anfractuosités de la face triturante des molaires; tous ceux enfin qui séjournent dans les gouttières gingivo-labiales et gingivo-génales, sont à peu près entièrement entraînés par les courants d'eau que produit l'action des lèvres et des joues.

La langue à son tour ne reste pas inactive. Douée de mouvements variés, elle va directement chercher avec sa pointe les parcelles retenues dans les interstices les plus éloignés; si son action directe ne suffit pas, elle remplit l'office d'un piston de pompe; elle s'applique sur ces interstices, s'éloigne brusquement, et produit des courants de liquide qui entraînent ce que le rinçage seul ne saurait déplacer. Une dernière gorgée d'eau parachève le nettoyage.

Nous recommandons donc l'emploi du rince-bouche comme un des moyens les plus efficaces de prévenir bien des maladies de la bouche. *Nous n'avons pas besoin de dire que, lorsque l'on porte des fausses dents, il est d'une absolue nécessité.*

RÈGLES

pour les soins journaliers de la bouche.

En résumé, les soins journaliers de la bouche peuvent se réduire aux pratiques suivantes :

A. Tous les matins pour les personnes qui ont de bonnes dents, et soir et matin pour celles qui ont les dents délicates ou d'un émail déjà altéré,

1° Se brosser les dents énergiquement et sans craindre de faire saigner un peu les gencives avec une brosse convenable (voir page 24), préalablement humectée et chargée de poudre dentifrice (page 30) ; se les frotter dans tous les sens aussi bien à l'intérieur qu'à l'extérieur, et surtout de bas en haut et de haut en bas, de manière à bien faire pénétrer les crins de la brosse dans les espaces interdentaires ;

2° Si la brosse ne parvient pas à en chasser certaines substances résistantes qui peuvent s'y loger, avoir recours à l'emploi des brins de fil de caoutchouc de la manière indiquée plus haut (page 25).

3° Achever de se rincer la bouche avec l'élixir à la dose de quelques gouttes dans un demi-verre d'eau à la température ambiante.

B. Ne jamais négliger après les repas de faire usage du rince-bouche.

Pour les enfants, les soins hygiéniques de la bouche consistent dans le nettoyage des dents fait matin et soir avec une brosse à dents humectée d'élixir largement étendu d'eau. Ce n'est que peu à peu, et à mesure qu'ils avancent en âge, que l'emploi de la poudre doit leur être permis.

Quant aux personnes qui portent des fausses dents, il faut qu'elles soient d'une propreté plus minutieuse encore. Elles ne doivent pas se contenter des soins indiqués plus haut pour leurs dents restantes, il convient encore qu'elles fassent *à la main*, soir et matin, le nettoyage à fond et après chaque repas, lorsque cela est possible, le lavage de leur appareil.

(Le nettoyage se fait à l'aide d'une brosse à dents et de la poudre dentifrice, et le lavage, avec de l'eau additionnée d'eau de Cologne ou d'élixir dentifrice.)

TABLE DES MATIÈRES

AVIS IMPORTANT

C'est à la pharmacie BÉRAL, 14, rue de la Paix,
que se trouvent l'*élixir* et la *poudre dentifrices* préparés suivant notre
formule, ainsi que les *brosses à dents* fabriquées d'après nos indications
et les brins de *fil de caoutchouc* que nous recommandons pour remplacer
le cure-dent.

A. PARENT, imprimeur de la Faculté de Médecine, rue Mr-le-Prince, 31.